DE LA PRÉSERVATION

DES MEMBRANES

DURANT LA

DEUXIÈME PÉRIODE DU TRAVAIL

PAR

H.-T. BYFORD

Médecin et chirurgien à l'hôpital des femmes de Chicago,
Premier vice-président de la Société gynécologique de Chicago.

TRADUIT DE L'ANGLAIS

Par le Dr R. LABUSQUIÈRE

PARIS

LIBRAIRIE G. STEINHEIL

SUCCESSEUR DE H. LAUWEREYNS

2, RUE CASIMIR-DELAVIGNE, 2

1886

DE LA PRÉSERVATION

DES MEMBRANES

DURANT LA

DEUXIÈME PÉRIODE DU TRAVAIL

PAR

H.-T. BYFORD

Médecin et chirurgien à l'hôpital des femmes de Chicago,
Premier vice-président de la Société gynécologique de Chicago.

TRADUIT DE L'ANGLAIS

Par le Dr R. LABUSQUIÈRE

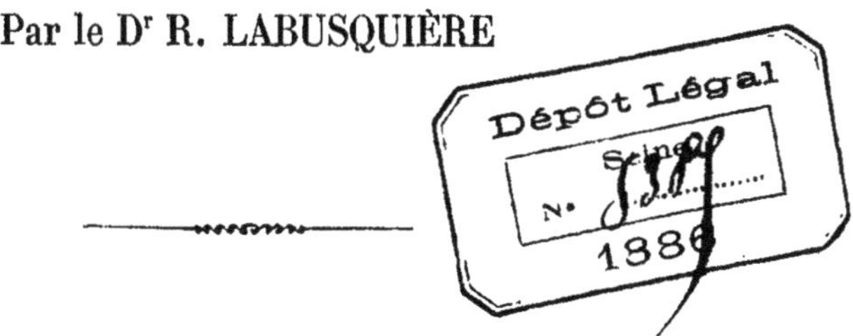

PARIS

LIBRAIRIE G. STEINHEIL

SUCCESSEUR DE H. LAUWEREYNS

2, RUE CASIMIR-DELAVIGNE, 2

—

1885

DE LA

PRÉSERVATION DES MEMBRANES

DURANT LA

DEUXIÈME PÉRIODE DU TRAVAIL

Tout en faisant à ma courte monographie « *Fonctions of the Membranes in Labor* (1) » l'honneur d'une analyse critique (2), le professeur Dumas m'a décrié quelque peu, car la clarté et la précision de son *résumé* ne laissent pas supposer qu'il ait pu se méprendre sur quelques points de mon travail, et par là dénaturer peut-être quelques-unes de mes idées. Mais je suis heureux de constater que nous nous accordons sur cette proposition essentielle, fondamentale : *les anneaux vaginal et vulvaire doivent, par un mécanisme de dilatation et de relâchement, subir une sorte de préparation, destinée à favoriser le dégagement de la tête.* Nous ne différons que sur la manière de procéder à cette préparation : je demande à la nature ce qui, d'après M. Dumas, ne saurait être réalisé que par l'art.

Après avoir écrit : « *Il aboutit à des conclusions théoriques conformes à celles qui m'avaient servi de point de départ* », il déclare que je base ma théorie « *sur les cas, très rares d'ailleurs, dans lesquels l'enfant naît coiffé.* » Voici simplement les faits : dans un cas où j'attendais la rupture de la poche des eaux, je

---

(1) *Chicago med. Journ. and examiner*, mars 1885.

(2) *Annales de gynécologie*, septembre, octobre, novembre 1885.

fus vivement surpris de l'expulsion *rapide*, au dehors du vagin, de l'œuf *entier*. Le fœtus était dans une poche incomplètement pleine de liquide, il ne fit d'effort respiratoire que lorsqu'il fut débarrassé de ses enveloppes, et cria alors vigoureusement. Toute tentative antérieure d'inspiration n'aurait pu qu'attirer les membranes dans la bouche. L'absence de symptômes défavorables ou de souffrances accusées dans cet accouchement, comme dans beaucoup d'autres où les membranes étaient arrivées intactes entre les lèvres ; la rapidité avec laquelle s'effectue, en semblables circonstances, le dégagement de la tête à travers l'orifice vulvaire, sans produire de déchirure ou n'importe quelle autre lésion ; la contraction pour ainsi dire immédiate du plancher pelvien et des muscles périnéaux ; enfin, et avant tout, le fait, fréquent dans ma pratique, de l'apparition entre les lèvres des membranes intactes, tout cela me poussa à étudier cette intéressante anomalie. Je m'ingéniai tout d'abord à écarter, d'une façon systématique, toutes les circonstances qui sont de nature à affaiblir la résistance des membranes ou à augmenter l'effort qu'elles supportent. Et aujourd'hui je me crois autorisé, par mon expérience personnelle, à affirmer de nouveau *qu'une importante fonction des membranes consiste à préparer les orifices vulvaire et vaginal pour le passage de la tête fœtale.*

De l'expérience des médecins sur le rôle des membranes.

Pour me rendre bien compte de ce que l'expérience pouvait avoir appris sur le rôle des membranes aux médecins des États-Unis, j'écrivis à 500 d'entre eux, les plus connus pour leur vaste expérience, pour leurs connaissances étendues dans la pratique et dans la science des accouchements.

Plus de 300 me firent connaître leurs avis, basés sur l'observation personnelle ; un certain nombre d'entre eux s'appuyaient sur des notes recueillies sous l'impression même des faits.

143 de ces médecins, qui représentent une expérience de plus de 100,000 accouchements dirigés par eux dans la clientèle privée, avaient coutume de rompre les membranes au

moment où la dilatation était complète ou immédiatement après. La fréquence, en moyenne, de la persistance de la poche des eaux jusqu'à cette période, persistance qui exige, si l'on veut assurer la rupture, une intervention artificielle, est de 40 p. 100. Si l'on élimine certaines conditions anomales : *primipares âgées, rupture des membranes avant ou au début du travail, rupture prématurée due à la rigidité hyperplasique ou cicatricielle des parties molles ; défaut d'intégrité du plancher pelvien et du périnée, pressions et frottements intempestifs produits par le doigt explorateur (avec intention ou involontairement), stimulation exagérée de l'utérus sous l'influence de la station verticale trop longtemps prolongée, efforts expulsifs prématurés, etc.*, on obtient des chiffres qui, assurément, suffisent à invalider cette affirmation de M. Dumas : « Le fait le plus fréquemment observé dans les cas normaux, et universellement admis, c'est que les membranes ne se rompent que *lorsque le col est complètement dilaté ; mais ce résultat une fois obtenu, elles se rompent presque toujours spontanément.* »

72 de mes correspondants, non habitués à rompre systématiquement les membranes à la fin de la première période du travail, constatent que 33 fois sur 100 ils ont vu la poche des eaux arriver jusqu'à la vulve, faire même saillie au dehors ; chiffre beaucoup trop élevé s'il s'agissait simplement d'une éventualité exceptionnelle. 30 de ces communications consignent une moyenne de 50 p. 100 ; 11 de 75 p. 100.

De tels chiffres justifient parfaitement de nouvelles recherches sur la question.

Mon excuse d'avoir utilisé des *opinions* comme s'il se fût agi de *statistiques* est celle-ci : le résultat de l'expérience acquise par plus de 300 accoucheurs, dans plus de 300,000 accouchements, est moins sujet à controverse que des statistiques, même soigneusement dressées, mais portant seulement sur quelques milliers de cas observés par un petit nombre d'accoucheurs. En ces dernières conditions, en effet, des circonstances inévitables, quelque particularité propre à la méthode de tel ou tel praticien, peuvent compromettre plus ou moins l'exactitude des déductions. J'ai tenu compte de tous les avis. J'ai également noté que dans la pratique hospitalière, où étudiants et jeunes diplômés viennent acquérir de l'expérience, la rupture *précoce* de la poche des eaux pendant le travail arrive beaucoup plus fréquemment que dans ma pratique privée. Et cette différence quant au moment de la rupture qui existe dans les accouchements faits en ville ou à l'hôpital, qui se manifeste aussi dans la pratique de certains médecins, cette différence constitue elle-même une excellente preuve que la nature même de l'intervention influe beaucoup sur le moment où cette rupture se produit.

Origine de l'opinion admise que les membranes se rompent ou doivent être rompues à la fin de la première période du travail.

Pour bien démontrer combien est en réalité insoutenable cette sorte de précepte que les membranes se rompent ou doivent être rompues à la fin de la première période du travail, il me faut envisager en détail les quatre espèces de considérations qui l'ont fait naître et sur lesquelles il repose :

1° Démonstration théorique.
2° Recherches expérimentales.
3° Quelques opinions tirées des anciens auteurs.
4° Observations cliniques ou expérience médicale actuelle.

1° DÉMONSTRATION THÉORIQUE.

Ceux qui ont recours à cette méthode raisonnent avec logique en envisageant les choses d'un point de vue mécanique, comme on peut s'en assurer en s'en rapportant à Spiegelberg (Geburtshuelfe, 1882, p. 136). Mais le vice d'une démonstration de cette nature est qu'on ne tient pas suffisamment compte des modifications physiologiques constantes qui s'opèrent dans les conditions et les rapports réciproques des parties.

L'explication imagée qui suit est de Scanzoni (Geburtsh., 1867, vol. I, p. 227) : « So wie eine geschlossene, mit einer

Flüssigkeit gefüllte Blase bein einem starken, auf ihre Wände ausgeübten Drücke an der diesem Drucke entgegengesetzten Stelle berstet, eben so missen auch die Eihaüte (1). »

La démonstration théorique du professeur Dumas, que les membranes doivent se rompre à la fin de la première période, est basée sur deux assertions erronées et sur une assertion appliquée mal à propos (erronée également).

1° Les membranes ne sont pas soutenues plus longtemps.

2° Elles subissent *une distension brusque*. « C'est qu'à ce moment seulement elles ont à supporter toute la poussée de haut en bas résultant des contractions utérines. »

3° La limite de leur élasticité ne leur permet pas de s'allonger en moyenne au delà de 2 centimètres 12.

1° et 2° Pour n'être pas soutenues, il faudrait que les membranes fussent éloignées du plancher pelvien où, si elles y parviennent, elles trouvent un point d'appui.

Scanzoni, Cazeau, Spiegelberg, Charpentier, Verrier, etc., sont d'accord avec le Dr Dumas sur ce point. Cependant, il a lui-même fait voir que non seulement les membranes se détachent de l'utérus dans le voisinage du col, tout au début du travail, — décollement qui, d'après Depaul (Clin. obstétr., 1872, p. 442), permet *la formation d'une poche volumineuse qui peut remplir tout le vagin*, — mais qu'elles continuent à s'en séparer, dans la direction du fond, à mesure que le col se rétracte. Or, la contraction utérine (ou la pression) doit forcer les membranes décollées, à mesure que l'orifice se dilate et s'élève les privant ainsi de point d'appui, à descendre jusqu'à ce qu'elles rencontrent une résistance (un point d'appui) par en bas, à moins qu'elles ne soient soustraites à la pression intra-ovulaire par la tête, agissant à la manière d'une valve sphérique.

Mais le fait clinique bien connu que, même après la rup-

---

(1) De même qu'une poche, pleine de liquide et soumise en un point-de sa surface à une forte pression, éclate en un point précisément opposé à celui qui subit la pression, ainsi se rompent les membranes......

ture de la poche des eaux, une partie du liquide amniotique reste emprisonnée dans la matrice, prouve que la tête fœtale est constamment appliquée sur les tissus maternels environnants. Cet autre fait, que si du liquide amniotique peut s'écouler au début et à la fin des contractions il n'en est pas de même au plus fort de la douleur, démontre encore que la tête fœtale se comporte comme une valve sphérique efficace, diminue la pression qui, sans cela, porterait sur la poche des eaux, et prévient ainsi la nécessité d'une descente rapide des membranes. Cette action de valve exercée par l'extrémité céphalique retarde l'arrivée de la poche des eaux sur le plancher périnéal et à la vulve, jusqu'à ce que la tête ait fait de la place, mais elle protège la poche des eaux autant qu'elle retarde sa descente. En conséquence, il n'arrive jamais que les membranes dépourvues de point d'appui aient à supporter, en totalité, la résultante de l'effort utérin.

3° Si l'élasticité des membranes, ainsi que l'admet le professeur Dumas, leur permet de s'allonger de 2 centimètres 1/2, elles peuvent arriver intactes sur le plancher pelvien et trouver un point d'appui sans qu'il soit nécessaire d'une descente plus grande, et la partie antérieure de la poche des eaux correspondra à l'orifice pelvien inférieur non dilaté. Les « 5 *centimètres que les membranes devraient parcourir pour atteindre l'orifice externe* » ne sont, en réalité, qu'une exagération de la distance qui sépare la partie antérieure de la poche des eaux, au-dessus de laquelle le col est remonté, de l'orifice vulvaire non dilaté. Ce chiffre ne mérite pas d'être pris en considération, parce que les membranes décollées ne sont plus en danger immédiat de se rompre dès qu'elles ont trouvé un support sur le plancher pelvien, et qu'à ce moment une progression ou un allongement insensible de la partie antérieure de la poche des eaux suffit à la rendre apparente à la vulve. En réalité, j'ai presque toujours constaté qu'elles remplissent l'excavation jusqu'au plancher pelvien, que souvent même elles apparaissent à la vulve avant que le col soit suffisamment dilaté pour remonter au-dessus de la tête fœtale. Ce fait, j'en ai

maintes fois constaté l'exactitude en rompant la poche des
eaux lorsque les membranes apparaissent à la vulve. Je suis
aujourd'hui entièrement convaincu que la contraction préten-
due normale de l'orifice externe, lorsque les membranes cèdent
à ce moment et qu'on tient pour la fin de la première période
du travail, est moins le résultat d'une rétraction physiologique
que d'une dilatation incomplète. Ma conviction est basée sur
les raisons suivantes : 1º le degré de rigidité du col après la
rupture de la poche des eaux ; 2º le temps que cet organe met
à remonter au-dessus de la tête ; 3º la production brusque
d'une déchirure profonde du col, tandis qu'on exerçait par en
haut une pression ménagée mais ferme, dans un cas où j'avais
ainsi rompu les membranes arrivées à la vulve.

Le professeur Dumas dit : « Plus d'une fois j'ai vu accuser
la poche des eaux de résister trop longtemps... la dilatation
du col étant loin d'être terminée. »

Mais je ne suis pas forcé de me restreindre à mes propres
observations :

« Il n'y a pas de travail normal dans lequel l'orifice de
l'utérus ne descend pas plus bas que l'arcade pubienne en
avant. » (*Meig's Obst.*, 4ᵉ édit., p. 293.)

L. Bruhl (de Berne) a constaté (*Archiv für Gynäkol.*, vol.
XXVI, nº 1), après 250 observations de travail chez des femmes
dont le bassin était normal, que presque toujours la tête était
engagée dans l'excavation et, profondément, dans la moitié des
circonstances. Chez les multipares, la tête était dans l'excavation dans le quart des cas, mais ne se maintenait au-dessus
de l'entrée du petit bassin que dans le tiers des cas, à la fin
de la gestation. Il a également constaté que, les proportions
du bassin étant normales, la tête peut être assez profondément engagée dans l'excavation pour qu'une portion seulement très limitée de sa surface reste accessible au-dessus de
la symphyse. En semblables conditions, l'extrémité céphalique doit être très enfoncée dans le bassin à la fin de la première période du travail, et par suite la portion antérieure de

la poche des eaux doit se trouver à moins de 2 cent. 1/2 du plancher pelvien.

C'est pourquoi : 1° les membranes ne sont pas tellement distantes du plancher pelvien qu'elles ne puissent trouver de support qu'au niveau de l'orifice et du col de l'utérus, à la fin de la première période du travail. Mais, 2° s'il en était ainsi, la tête, agissant à la manière d'une valve sphérique, les mettrait à l'abri d'une pression excessive. Enfin, 3° si elles restaient élevées et si elles subissaient l'effort utérin, leur élasticité les mettrait en état d'arriver jusqu'au plancher pelvien et d'y trouver un support avant qu'elles ne cédassent sous la pression.

2° RECHERCHES EXPÉRIMENTALES.

Toppel, Ribemont et Math, Duncan ont, par des expériences laborieuses et conduites avec beaucoup de soins, assuré à leurs travaux une base solide. Mais que le professeur Dumas en ait fait les arguments essentiels de sa discussion, c'était, par avance, ôter à celle-ci toute stabilité. Toutes ces expériences ont une valeur incontestable, mais elles ne sauraient démontrer le rôle des membranes durant le travail, et on ne devrait pas s'en servir avec l'intention de le reproduire et de le figurer, et cela pour les raisons suivantes :

1° On s'est servi de membranes qui avaient déjà subi les pressions qui avaient déterminé leur rupture.

2° Elles avaient subi également les manœuvres qu'avait nécessitées leur séparation des parties maternelles. J'ai vu des membranes très délicates qui, grâce à leur élasticité et à leur faculté de s'accommoder elles-mêmes au conduit génital et aussi au support qu'elles trouvent dans ce conduit, avaient parfaitement résisté à l'effort utérin et étaient arrivées intactes à la vulve et qui cependant, après leur expulsion, cédaient à la moindre manœuvre.

3° Elles représentent des tissus morts, ainsi que l'a déjà fait remarquer Barnes.

4° Leurs connexions avec les parties maternelles étant détruites, on les fait se rompre dans des conditions anormales. La démonstration peut être faite sur un des diagrammes figurés par le professeur Dumas (fig. 4, p. 286, *Ann. de gyn.*, vol.

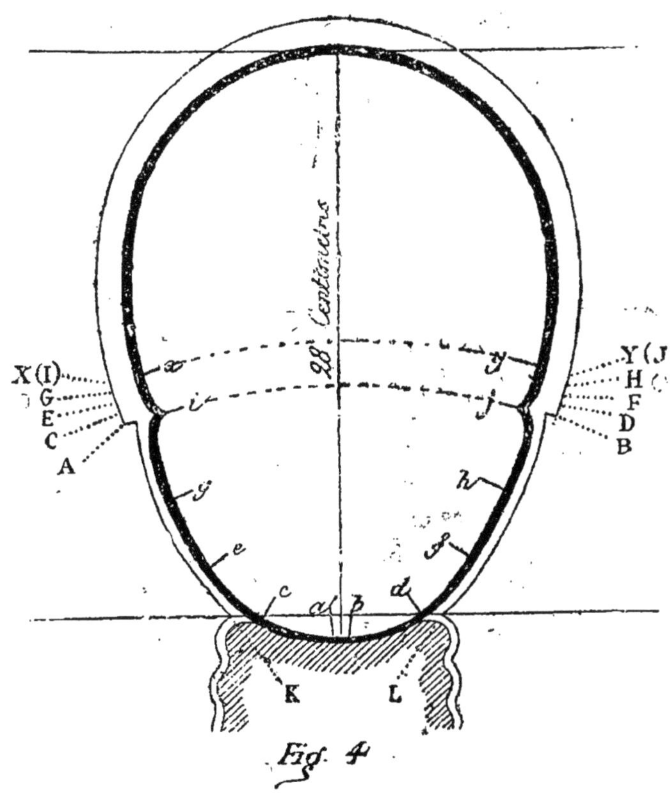

Dilatation à peu près complète.

XXIV). Ce diagramme peut être considéré comme représentant soit l'utérus à la fin de la première période du travail, soit le réceptacle en verre utilisé pour l'expérience. La portion des membranes qui est censée être dépourvue de support est indiquée par les lettres *c a b d*. Mais dans l'expérience le point d'insertion est en *c* et en *d*, tandis que dans le travail, à la fin de la première période, les membranes sont décollées jusqu'en *x* et en *y*, ainsi que l'a fait voir le professeur Dumas. Par suite, le rapport entre le degré d'élasticité et d'allongement considéré au moment de l'expérimentation et à la fin de la troisième période du travail est à peu près le même que celui qui existe entre $c\,a$ (en supposant a et b confondus au centre) et $x\,c\,a$, soit 1/3 ou un peu moins. Mon intention, certes, n'est pas de déterminer mathématiquement cette différence, *je veux seulement faire nettement ressortir que l'élasticité des membranes ne saurait être la même pendant l'expérimentation et pendant le travail.* En ce qui concerne leur degré de résistance après qu'elles ont été distendues : pendant le travail elles sont supportées de x et y jusqu'en c et d (sur les 2/3 au moins du diamètre longitudinal de leur surface), par les parois utérine et cervicale et elles sont distendues dans cette portion supérieure suivant une direction presque parallèle à leur surface ; dans les expériences, au contraire elles sont dépourvues de tous supports et poussées dans une direction à peu près perpendiculaire à leur surface totale.

La citation suivante concerne ce point particulier : « Nous ne nions pas qu'il est des cas où, pendant le travail, la partie des membranes qui avoisine la poche des eaux peut se décoller et, en glissant, *venir aider à la distension plus considérable* de cette poche dont la *déchirure* se trouve *ainsi retardée* » (Ribemont, *Arch. de Tocologie*, nov. 1879, p. 648).

5° La poche $c\,a\,b\,d$ trouve, pendant le travail, un support dans le bassin, ce qui n'a pas lieu dans les expériences.

6° Non seulement, pendant le travail, les membranes se décollent *peu à peu*, de façon à échapper à toute *distension brusque*, mais elles glissent l'une sur l'autre, suivant leur degré respectif d'élasticité, leur connexion réciproque ou avec les tissus environnants. Aussi, elles se soutiennent l'une l'autre plus longtemps et mieux qu'il n'arrive dans les expériences où leur insertion invariable à un tube s'oppose à toute action de ce genre.

7° Pendant le travail, la tête, solidement appuyée sur le col et sur les parties molles du bassin, fait l'office d'une valve sphérique et soustrait en partie ou presque en totalité, comme dans les poches plates, les membranes situées au-dessous d'elle, à l'action de la *vis à tergo*, condition qui fait absolument défaut dans les expériences.

Assimiler donc le rôle des membranes durant le travail à celui qu'elles jouent dans les expériences, ou raisonner d'après l'hypothèse qu'il est tel ou qu'il doit être tel, est chose insoutenable. Ainsi tombe un des principaux points d'appui de l'argumentation du prof. Dumas.

3° Quelques opinions tirées des anciens auteurs.

Invoquons maintenant quelques témoignages du passé et voyons quel appui ils peuvent fournir à la doctrine que les membranes doivent se rompre à la fin de la première période du travail. Les citations qui vont suivre démontrent clairement que, depuis l'époque où l'obstétrique est devenue une science, les membranes étaient mises dans des conditions telles que la persistance de la poche des eaux, pendant la deuxième période de l'accouchement, ne pouvait être qu'une éventualité rare. Il devient encore évident que si cette persistance n'était pas habituellement observée, cela ne prouve pas que la chose n'aurait pu avoir lieu, si les conditions fussent restées naturelles. (Les passages qui sont en caractères italiques ont été mis ainsi d'après mes indications. H. T. B.)

Mauriceau (Trad. par Chamberlain, London, 1710, p. 128) dit : « Lorsque le travail est lent, l'action de marcher rend la dilatation de l'orifice interne *plus prompte* que le décubitus au lit ; les contractions sont plus énergiques et plus intenses, le travail n'est pas *à beaucoup près aussi long.* » Il dit encore (p. 157) : « Quatre conditions sont indispensables pour que le travail soit légitime et naturel : « la grossesse doit être à terme, *l'accouchement doit être rapide....* (p. 158), sur la manière de diriger l'accouchement naturel. » Mais, la sage-femme peut se contenter de dilater délicatement l'orifice interne de la matrice, en **y** introduisant les extrémités des doigts, puis en les écartant.

Bard's Midwifery (4e édit., p. 817) : « Mais, bien que la parturiente ait une tendance naturelle à adopter le décubitus horizontal, il ne faut pas lui permettre de rester continuellement couchée, *tant que le col n'est pas complètement effacé.* »

La Motte (trad. par Tompkins, 1746, p. 154) : « Je l'autorisai à rester couchée jusqu'à ce que les contractions fussent devenues assez fortes; *alors*, je la fis *lever* et asseoir sur les genoux d'une femme... et je *l'obligeai à rester là* jusqu'au moment où la tête fut *profondément engagée.* »

James's Merriman (p. 9) : « Durant la première et la *seconde* période du travail (jusqu'à ce que l'occiput pointe sous l'arcade pubienne. H. T. B.), on peut permettre à la parturiente de s'*asseoir*, se *tenir debout*, s'*agenouiller* ou *marcher*..., mais il *n'est pas avantageux qu'elle reste longtemps dans le décubitus horizontal.* »

Deventer, Dewees et d'autres parmi les plus vieux accoucheurs, *conseillent la rupture* quand la dilatation est complète.

Mme La Chapelle (Paris, 1821, p. 30) : « Pour moi, j'aime mieux *accélérer* la marche du travail et c'est ce que produit infailliblement la rupture des membranes. » (p. 52)... « *En appuyant aussi sur les muscles transverses du périnée et le releveur de l'anus,* surtout quand la tête est dans le vagin..., *je détermine un ténesme* qui force la femme à pousser, en même temps qu'il *accroît sympathiquement le spasme de la matrice.* »

Guillemeau, déjà cité, aurait aussi connaissance de ce fait. « Lui faisant par en bas, et principalement vers le siège et l'os pubis, qui sont les deux extrémités du conduit naturel, *de petits linimens avec le bout et extrémités des doigts,* ayant premièrement rogné ses ongles de fort près, *ce qui fera irriter et aiguillonner la matrice* à l'expulsion du dit enfant. »

Smellie (Mc. Clintock, vol. II, p. 161) : « Les membranes ayant complètement dilaté l'orifice interne et progressant vers la partie inférieure du vagin sous la forme d'une poche globuleuse, je les rompis au moment d'une contraction, *tandis que la parturiente se tenait adossée au dossier d'une chaise* » (p. 164, nº 103). « La même année, je fus appelée auprès d'une autre pauvre femme que je délivrai moi-même. *Les membranes, la poche des eaux, la tête faisaient saillie* à travers l'orifice externe et la femme était appuyée contre le dossier d'une chaise.... J'arrivai juste à temps pour empêcher que l'enfant ne tombât à terre. »

Velpeau (trad. par Ch.-D. Meigs. Philadelphie, 1841, p. 344) : « C'est pourquoi, dans les accouchements réguliers, quand il n'y a point d'indication spéciale à remplir, il est inutile que la femme se *couche avant la rupture de la poche des eaux* »... (p. 346 et 347) «... Et l'on rencontre beaucoup de femmes qui ne savent pas faire valoir leurs efforts, qui ne savent point accoucher... C'est à l'accoucheur de faire leur *apprentissage... elles doivent pousser avec toute la force dont elles sont susceptibles*, comme si elles voulaient aller à la garde-robe. »

James's Burns (New-York, 1831, p. 353) : « A ce point de vue, on peut les laisser agir à leur volonté ; mais *il faut le plus possible leur faire quitter le lit*, à moins qu'elles ne se sentent épuisées.

4º OBSERVATIONS CLINIQUES.

Occupons-nous maintenant de l'expérience actuelle acquise par les médecins sur les fonctions des membranes pendant le travail. Malgré l'autorité de ceux dont j'ai cité l'opinion tout au début de ce mémoire, je veux bien admettre que, dans la pratique de beaucoup de praticiens et de sages-femmes, la rupture des membranes se fait à la fin de la première période de l'accouchement, que même dans la très grande majorité des cas, il peut en arriver ainsi. Mais, je me propose de démontrer qu'aujourd'hui comme jadis, les membranes sont placées, en qu'indirectement, dans des conditions telles qu'elles ne sauraient rester intactes aussi longtemps qu'il adviendrait en dehors de ces conditions spéciales.

Les traditions s'attardent le plus longtemps parmi les personnes privées d'éducation, et certaines opinions ou coutumes du passé (nous en avons rappelé quelques-unes) représentent une sorte d'épouvantail pour les accoucheurs intelligents et consciencieux. Pour le prouver, il suffit de retourner à la littérature médicale actuelle.

Char.-D. Meigs (*Treat. on obstetrics*, 4 th. ed., 1863, p. 283), dit : « Je considère toujours comme un devoir d'empêcher sages-femmes et assistants d'exhorter la parturiente à pousser pendant la première période du travail, exhortations qu'elles ne manquent jamais de faire avec beaucoup de bienveillance, mais fort mal à propos.

Je lis dans Barnes (*Obst. medicine and Surgery*, p. 931) : « Pendant la première période, le principal devoir du médecin est de s'efforcer que le travail ne soit gêné en rien et qu'on n'intervienne en aucune façon. Il faut également déconseiller à la parturiente de chercher à s'aider en poussant. »

Ainsi, nous voyons que l'intervention dans le travail a lieu dès le début, même en l'absence du médecin. Celui-ci présent, il la déconseille. Mais, on ne peut nier que, pendant la deuxième période, il ne prenne lui-même une part trop active alors qu'il s'agirait surtout de ne pas gêner un processus naturel. J'emprunte les passages suivants à Cazeaux : « La plupart des femmes, s'imaginant hâter beaucoup la marche du travail en faisant valoir leurs douleurs, contractent leurs muscles, poussent violemment et font des efforts incroyables dè le début. » Cela, évidemment, n'est pas approuvé... « Mais dans la seconde période, quand la tête s'engage dans l'excavation, appuie sur le périnée, c'est alors que l'accoucheur doit encourager la femme à pousser. « De même dans les derniers moments... il faut employer tous les moyens de persuasion pour les obliger à modérer un peu leurs efforts. » Il semblerait, en vérité, que la matrice avec son contenu fût une sorte de « machine » de fabrication divine, mais dans laquelle le Tout-Puissant aurait oublié de mettre des freins, et qu'il aurait cependant abandonné à l'homme la tâche de la diriger du mieux qu'il pourrait. Et cela, je ne le dis pas dans un esprit d'irrévérence pour un des auteurs les plus connus, mais seulement pour montrer en quelles conditions défectueuses, traditions et coutumes ont mis l'art de l'obstétrique. Nous lisons également à la même page : « Le doigt doit être introduit plusieurs fois dans le vagin durant la dernière période du travail, *pendant* les contractions et aussi dans l'intervalle des douleurs. »

Lusk s'exprime ainsi (*Science and Art of Midwifery*, 2° édit., p.213) : « Il incombe au médecin (de la conduite à suivre pendant la deuxième période du travail) de faire des examens répétés. »

Churchill (*Midwifery* Am., ed. 1886, p. 233) dit : « J'ai recommandé que la malade se couchât immédiatement *après* le commencement de la deuxième période. »

Il n'y a, je pense, qu'un *petit nombre* de médecins expérimentés *qui n'ont pas recours* à certains procédés de *dilatation digitale* pendant la première période du travail. Il est reconnu que *par les manœuvres nécessaires* pour compléter le diagnostic, l'orifice est souvent sensiblement dilaté. Une telle façon d'aider le travail ne doit pas être réservée pour les cas laborieux ; un support doux et intelligent (le doigt étant dans l'orifice) est avantageux dans *tous* les cas. » (Prof. W. Stevenson, F. R. C. S. E.)

Je pourrais presque multiplier les citations à l'infini pour faire voir qu'on cherche avant tout à obtenir une délivrance rapide. Pour prouver aussi que non seulement la persistance de l'intégrité des membranes au delà de la troisième période du travail, est rendue impossible dans la très grande majorité des cas, par des interventions artificielles, voulues, systématiques, mais que, même dans les autres, elle est fortement compromise par telle méthode ou telle pratique, dont le but spécial n'est pas cependant la rupture de la poche des eaux.

Byford.   2

Conclusions. — Nous voyons ainsi que ni des considérations théoriques, ni des recherches expérimentales, ni des données historiques, ni de l'observation clinique ne se dégage la notion que les membranes doivent naturellement se rompre à la fin ou à peu près vers la fin de la troisième période du travail.

Mais, avant d'exposer la réforme que je désire introduire, je tiens à déblayer le terrain en examinant en détail quelques-unes des autres objections formulées par le Dr Dumas.

Examen critique des autres objections.

Le professeur Dumas pose la question suivante : Quel genre de position vicieuse M. Bybord croit-il pouvoir rectifier *dans le bassin ?* Je dis que « les positions vicieuses de la tête dans le bassin » pourraient être « corrigées plus tard et plus facilement ». Les frottements jouent dans le travail un rôle plus considérable qu'on ne l'admet généralement (1). La présence des membranes et du liquide amniotique créent des conditions plus favorables à la rotation en avant dans les présentations en occipito-postérieures, à la réduction des présentations du front dans le bassin. Il serait plus aisé de tranformer une présentation en repoussant la tête au détroit supérieur ou au-dessus.

L'intégrité de la poche des eaux facilite la réduction du cordon prolabé par la « posture spéciale » que T. G. Thomas a préconisée, car elle retient le liquide amniotique dans la matrice et prévient cette complication que M. Duncan a nommée *expression*, et qui constitue le contre-temps le plus sérieux et le danger le plus considérable de l'accident en question. Bien que l'obligation puisse s'imposer de rompre les membranes à la fin d'une contraction et de procéder à la reposition manuelle, on a l'avantage jusqu'à la contraction prochaine, d'o-

---

(1) Barnes. *Obst. operations*, ist. ed., p. 84.

pérer alors qu'il reste encore une quantité considérable de liquide. Et, rarement, au moins pendant une douleur ou deux, on est gêné dans son intervention par cette « striction » spéciale de l'utérus qui, souvent, paralyse nos efforts lorsque au contraire le liquide amniotique est écoulé depuis un certain temps.

J'admets avec le professeur Dumas que « marcher » rend souvent les douleurs moins efficaces, mais, fort de l'observation clinique, j'affirme que cela les rend plus fréquentes et plus intenses. Or, moins efficace est une douleur d'une intensité donnée et plus grande est la pression subie par les membranes, plus grande est aussi l'épreuve à laquelle sont soumises les facultés de résistance de la parturiente, tant que l'orifice n'est pas dilaté. Toutefois, je ne vois pas d'inconvénient, quand la dilatation se fait lentement, à laisser la femme s'allonger sur un sopha, s'installer dans une chaise commode, jusqu'à ce que l'orifice ait acquis cinq centimètres de diamètre.

Le professeur Dumas s'exprime de la façon suivante, lorsqu'il soutient que le placenta se décolle par le même mécanisme que les membranes :

« La nature... tend toujours à son but par des moyens simples, elle tire du fonctionnement d'un même organe tout le parti possible. » Je prends la liberté d'appliquer ce principe économique de la nature à l'ensemble du travail :

1° La poche des eaux, précédant la tête, aide à la dilatation de l'orifice du col.

2° La poche des eaux, précédant la tête, aide à la dilatation du vagin et des orifices vaginal et vulvaire.

3° Sa persistance durant la première période du travail empêche que les membranes ne s'affaissent, ne se rident, ne suivent l'utérus dans son mouvement de rétraction ; elle facilite leur séparation du segment inférieur de la matrice et seconde le travail de décollement qui s'accomplit sur toute leur surface.

4° Sa persistance durant la deuxième période du travail empêche que les membranes ne s'affaissent, ne se rident. Elle permet à l'utérus de les chasser plus loin et de les expulser avec le fœtus.

5° Sa persistance favorise l'expulsion du placenta en maintenant uniforme la dilatation du col et du segment inférieur de la matrice, jusqu'à ce que le placenta soit décollé et qu'il tombe dans le col ou dans le vagin. Mais elle sert également à prévenir le décollement prématuré du placenta, les désordres dans la circulation placentaire. Et cela, en assurant une réplétion partielle de la matrice tant que la tête n'est pas expulsée. Réplétion qui rend impossible une contraction excessive ou une rétraction exagérée au niveau de l'insertion placentaire, particulièrement dans le diamètre transversal.

Ces préceptes paraissent des déductions plus directes « du fonctionnement d'un même organe : tout le parti possible, par moyens simples. »

En réponse à cette question : « Combien de fois avez-vous vu la tête d'un enfant, né à terme ou avant terme, être revêtue, au moment de son expulsion, des membranes *intactes* ou être simplement coiffée ? » Je répondrai que je possède les communications de 313 accoucheurs portant sur 1,105 cas. De plus, j'ai un certain nombre d'autres réponses, mais moins précises.

Ainsi, de 9 médecins, chacun me donne une des suivantes :

« Très souvent » ; « beaucoup » ; « plusieurs » ; « un certain nombre de fois ». Un dit : « quelquefois. »

De 13 autres médecins, chacun m'envoie une de celles-ci :

« Très peu » ; « rarement » ; « de temps en temps » ; « pas souvent. »

Il ressort de ces réponses que nous pouvons prendre, en toute confiance, le nombre 1,000 comme exprimant le nombre des cas observés actuellement pour servir de base à nos appréciations.

A la question : « Avez-vous jamais observé un accident causé, au préjudice de la mère ou de l'enfant, par la persistance des membranes ? » Il sera répondu par les mêmes médecins :

Sur ces 1,000 cas, on a relevé 2 fois que l'enfant avait succombé : une fois *par la faute de la sage-femme, qui avait négligé de débarrasser l'enfant des membranes;* dans le second cas, on pensa que l'enfant avait péri noyé dans la poche des eaux avant l'arrivée du médecin, parce qu'on ne vit aucune autre raison pour expliquer la mort. Dans les deux cas, les enfants étaient à peu près asphyxiés ; proportion minime pour 1,000, il faut l'avouer.

14 médecins seulement font une classe spéciale pour les cas où les enfants sont nés avec les membranes encore intactes. Ils en ont observé 39 ; tous, sauf 3, notent qu'il n'est résulté aucun accident pour la mère et pour l'enfant. Les autres trois notent respectivement « un retard », ont vu « le travail prolongé » ; « seulement prolongé. »

Il y a dans ces observations la preuve bien nette que le placenta n'est pas atteint par le décollement des membranes, ou que son décollement ne s'effectue pas par un mécanisme semblable. La crainte que « ce décollement puisse facilement atteindre le placenta et supprimer... la circulation » n'est pas plus justifiée par ces faits que par aucun de ceux venus à ma connaissance, abstraction faite des cas d'insertion vicieuse. En tant que théorie, elle pèche en cela qu'on oublie que le placenta est d'une texture solide, qu'il est intimement uni à l'utérus, qu'il a une structure en quelque sorte alvéolaire, toutes circonstances qui le rendent éminemment apte à résister à une rétraction modérée de sa base d'insertion, tant que le siège n'est pas expulsé ; à rester adhérent durant la même période, en dépit de contractions utérines, et à s'accommoder à un certain degré de rétraction utérine ou de retrait s'opérant suivant une seule direction.

Pour ce qui est des accidents observés chez les mères, il est noté, sur les 1,000 cas, trois déchirures du périnée s'étendant jusqu'au sphincter et une déchirure d'un col proéminent. On a signalé un cas de retard nuisible, un d'épuisement nerveux, un d'accident léger ; enfin, 68 fois des retards ou des contre-temps sans importance. Un cas de mort, survenue à la suite de convulsions éclamptiques qui se seraient déclarées sous l'influence de la frayeur causée à la femme par la rupture des membranes tandis qu'elle urinait, ne saurait être raisonnablement mis sur le compte de la persistance de la poche des eaux pendant la deuxième période. En somme, ces chiffres n'ont pas une signification bien défavorable en ce qui concerne les mères, d'autant plus qu'on peut dire que, six ou sept fois p. 100, il importe, pour l'intégrité des parties maternelles, que le travail soit retardé. On est, en outre, en droit de supposer que les accidents dont il est question auraient pu parfaitement se produire si la poche des eaux se fût rompue plus tôt. Un certain nombre de ceux qui, arrivés tard près des parturientes, trouvèrent les membranes saillantes à la vulve, ont donné comme preuve que leur persistance avait été cause de retard, que l'accouchement s'était terminé immédiatement après leur rupture. Or, c'est précisément ce fait d'une délivrance rapide et dépourvue de tout accident lorsque la rupture a été retardée, qui m'engage à préserver les membranes aussi longtemps que possible. Nous avons bien plus besoin d'un semblable délai en obstétrique. Le professeur Dumas a dit avec raison (*Montpellier méd.*, août 1883) : « Et l'on sait combien la rapidité trop grande de l'accouchement exerce d'influence sur les déchirures étendues du périnée ».

Description de la méthode que je propose pour la conduite du travail.

Il nous reste maintenant à décrire les moyens qui sont à notre disposition pour tâcher de maintenir intacte la poche des eaux, jusqu'à ce qu'elle ait dilaté complètement ou en partie les orifices vaginal et vulvaire. Je puis résumer la question en cinq mots et l'épuiser ainsi complètement, ou remplir cinquante pages d'explications et laisser cependant le sujet inachevé : *Let nature take her course* (laisser la nature suivre *sa marche*). Telle est la formule qui devrait terminer ce travail.

Mais la multitude des « Lilliputiens » de l'humanité ont tenu la nature si longtemps esclave qu'elle n'est pas en état d'affermir son indépendance. La femme sauvage, avec ses traditions barbares et sa brutalité effrénée ; la sage-femme moderne, avec ses avis officieux, son ergot, ses doigts importuns... ; le jeune accoucheur, avec ses expédients ingénieux pour accélérer l'accouchement, ses instruments de secours, sa confiance en lui-même et son mépris pour la nature aveugle ; la parturiente, avec ses frayeurs, ses appels, ses demandes de secours, sans compter l'excellent apprentissage qu'elles font « de pousser, de promener » ; enfin, les amis inévitables avec tout leur fonds de superstitions et de préjugés vieux ou modernes, toujours prêts à critiquer ou à donner des conseils ; tous ces gens-là constituent une sorte d'aréopage dont les délibérations et les actes sont au-dessus de tout *veto*. Mais ce parlement doit être dissous, un nouveau régime doit commencer.

Comme exemples de la méthode naturelle, j'ai réuni 9 cas dans lesquels les patientes ignoraient ou qu'elles étaient enceintes ou qu'elles étaient en plein travail, la deuxième période ayant été prise pour le début de la première. On ne leur avait appris ni ce qu'elles devaient faire, ni ce à quoi elles devaient s'attendre, ou l'ayant appris, elles ne savaient pas que le moment fût venu où elles devaient agir ou attendre. Quatre de ces cas appartiennent à ma pratique, trois des enfants étaient nés avant mon arrivée. Deux fois, les médecins avaient été mandés tard ; ni eux ni les parturientes ne se doutèrent qu'il s'agissait d'un enfantement qu'une fois le travail terminé. Dans un de mes cas et dans un des autres, les parturientes furent *volontairement* abandonnées à elles-mêmes pour voir ce qu'il adviendrait ainsi.

Dans six des huit cas où il s'agissait d'enfants à terme, la poche des eaux persista jusqu'après l'expulsion de la tête, qui se fit après une ou deux douleurs, bien qu'une fois elle fût tellement volumineuse qu'elle était devenue cylindrique sous l'influence des compressions subies. Dans les deux autres, le moment de la rupture des membranes n'a pas été noté.

Mais le caractère essentiel de ces accouchements est dans

l'absence de ces phénomènes qui font qu'on ne peut comparer l'enfantement avec aucune maladie, qui en font une véritable agonie, une épreuve incomparable, unique, insupportable. Les femmes qui ignoraient qu'elles fussent enceintes prirent le lit comme s'il se fût agi d'une indisposition quelconque et se plaignirent fort peu. Les trois qui ne savaient pas que le travail était franchement déclaré restèrent étendues sur le lit, sur des sofas, habillées avec des vêtements amples, et ne songèrent à appeler le médecin que trop tard pour qu'il lui fût possible d'arriver à temps.

Dans trois cas, il s'agissait de primipares qui vivaient auprès de leurs mères. Or, dans l'un, le médecin fut obligé de dire à la mère que sa fille avait été en travail toute la journée ; dans un autre, le bébé s'annonça lui-même ; dans le troisième, enfin, la vieille mère, au moment où l'accouchement se terminait, était dans une chambre voisine, et elle ne s'était pas encore rendu compte de la véritable nature de la nouvelle crise de coliques de sa fille.

On pourra dire de ces trois accouchements — bien qu'ils n'aient pas été choisis — qu'ils ne sont pas démonstratifs ; mais, sans discuter sur ce point, je demande de les tenir pour tels jusqu'à ce que l'art obstétrical ait produit quelque chose de mieux. Nous devons rendre, ou tout au moins nous efforcer de rendre le travail si facile que la patiente, qui s'attend à toutes les douleurs dont on l'a prévenue, ne se doute qu'elle est réellement en travail que lorsque celui-ci touche à sa fin. Ou s'il s'agit d'une primipare, qu'elle n'apprenne pas, si ce n'est vers la fin, qu'elle traverse une « crise » exceptionnelle. Mais l'accélération du travail par l'emploi de manœuvres « stimulantes » ne devrait plus être considérée comme le moyen le meilleur et le plus humain à employer dans ce moment critique.

L'administration d'une préparation opiacée (destinée à diminuer les souffrances associées aux modifications organiques survenues dans l'utérus, le côlon, les autres tissus pelviens), et l'assurance que « la période critique était éloignée » ont souvent réussi, dans ma pratique, à procurer à la parturiente un repos complet de corps et d'esprit. Pendant ce temps, la poche des eaux descendait peu à peu, arrivait sur le périnée et le comprimait, ce qui décidait la femme à m'envoyer chercher, tout juste à temps. En cas de douleurs intenses et reconnaissant une origine nerveuse, pendant la première période, l'hydrate de chloral, les encouragements, etc., ont souvent un effet tout aussi heureux. Un ou deux vomitifs légers (antimoine ou ipéca) quand le travail est lent, ennuyeux, en raison d'une rigidité anormale des fibres, réussiront souvent, à l'exemple des nausées de la première période, à accélérer et à faciliter le travail. Toute l'activité de l'accoucheur doit s'employer à corriger les conditions anormales, et non à faire des examens répétés et à créer des conditions défavorables. Sa thérapeutique doit être basée sur l'appréciation des phénomènes de la période qui s'accomplit, et non pas viser seulement la terminaison de l'accouchement. Reposer sur le lit, sur un sofa, s'installer dans un siège commode, l'esprit parfaitement calme (allégé au moins de l'attente d'une période pénible et imminente), jusqu'à ce que le col commence à se dilater rapidement, se mettre alors au lit, à seule fin de se trouver plus à l'aise, voilà qui, en général, convient mieux aux parturientes que « marcher dans le but de *provoquer des douleurs plus fréquentes et plus énergiques*. Dernière façon de procéder qui risque de fixer l'attention de la patiente sur la terminaison attendue, mais qui peut être distante de plusieurs heures, car, sous l'influence de la douleur qui augmente sans cesse, chaque minute paraît alors une heure, heure d'attente impatiente vers le soulagement final. L'autre façon de procéder assure à la patiente plus de confort et la met dans de meilleures conditions pour supporter le travail. Dans plus d'un de ces cas de délivrance dite « brusque et indolore », la dilatation s'opère peu à peu et *silencieusement* (d'abord c'est l'orifice interne, puis l'orifice externe) ; en réalité, le travail est commencé depuis plusieurs heures, depuis plusieurs jours, et il continue à s'accomplir d'une façon lente et naturelle, loin d'être rapide et anomal.

La tâche qui incombera au médecin pour annuler l'effet fâcheux des instructions déjà reçues par la parturiente, pour calmer ses appréhensions, son impatience, pour arrêter les mains infatigables de ses amis, faire taire les langues intarissables de ses conseillers ; cette tâche variera suivant les cas. La place où il convient le plus qu'il se tienne, c'est une chambre voisine de laquelle il peut tout entendre sans être vu. Cet éloignement ôte à la parturiente la crainte que quelque chose va mal dans l'accouchement, que peut-être une circonstance fâcheuse exige une surveillance constante ; il lui évite enfin cette attente prolongée d'une délivrance rapide que crée la présence du médecin.

Les examens ne doivent être pratiqués que *rarement*, et *jamais*, durant une contraction. Il faut éviter d'exercer des pressions, des frottements sur les membranes avec les extrémités des doigts à la recherche des fontanelles qui, habituellement, peuvent être reconnues sans recourir à de pareilles manœuvres. La palpation externe, suivant la technique indiquée par Pinard, Budin, Mundé et d'autres, combinée avec la palpation vaginale du col et de la poche des eaux suffisent, la plupart du temps, pour cette constatation. La manière la plus sûre d'étudier l'état de la poche, ses modifications, sans risquer de compromettre l'intégrité des membranes, est de laisser le doigt explorateur inactif à l'orifice vaginal quand survient une contraction ; et d'être prêt, lors que celle-ci s'affaiblit, lorsque la poche des eaux ne subit plus le maximum de pression, à le promener délicatement sur celle-ci. Il faut bien prendre garde que l'extrémité du doigt ne soit pas assez rapprochée de la poche des eaux pour qu'il puisse la déchirer au moment d'une contraction ; et aussi, éviter de presser tellement sur le plancher pelvien ou sur l'orifice vulvaire que les membranes soient privées de support et qu'il puisse entrer de l'air dans le canal génital.

Il faut, autant que possible, tâcher de reconnaître, dès le

commencement de la première période, s'il s'agit d'une présentation du sommet, du siège ou du tronc, et cela, en recourant aux méthodes usuelles, mais en évitant d'introduire le doigt dans l'orifice. On arrive à déterminer la position de la tête dans le bassin en glissant, aussi haut que possible, le doigt entre le col et le pubis. Si l'extrémité céphalique est transversalement placée, elle affecte avec les branches pubiennes des rapports parfaitement symétriques de chaque côté de la symphyse ; on trouve son côté large, uni, étendu transversalement et limitant avec le pubis une surface parfaitement triangulaire. Si la tête occupe une situation oblique, elle est en contact avec le pubis d'un seul côté. Si c'est l'occiput qui se présente et s'il est tourné en avant, la région sous-occipitale forme avec la face postérieure du pubis un angle très petit ; la partie la plus enfoncée de l'extrémité céphalique est globulaire et occupe la portion moyenne et antérieure de l'excavation. Si le front est tourné en avant, dans le cas, par exemple, d'une O. P., la tête butte contre le pubis en un point élevé, et l'angle que fait la région frontale avec la branche pubienne est beaucoup plus grand ; ce n'est plus une masse globulaire, mais bien l'extrémité relativement aplatie de la tête fœtale, qui constitue le côté fœtal de l'angle, côté qui est dirigé en bas et vers le point opposé et postérieur du bassin. La portion la plus basse de l'extrémité céphalique est située plus en arrière que cette même portion dans les cas de positions antérieures. S'il s'agit d'une présentation de la face, la forme, et la position de la tête par rapport à une des branches pubiennes (tissus moins durs, forme moins globulaire, situation plus élevée, région présentant des irrégularités caractéristiques) devront être rapprochées des renseignements fournis par la palpation externe. Quand on a affaire à une présentation pelvienne, le côté de l'angle fœtal est plus mou, il cède plus facilement ; et cependant le détroit supérieur est occupé.

Si, malgré ces artifices, l'orientation de la tête fœtale n'avait pu être rigoureusement déterminée, les caractères suivants de la poche des eaux , joints aux résultats fournis par les investigations précédentes, suffiront habituellement pour résoudre la question.

Plus parfaitement la partie qui se présente remplira le rôle de valve, et plus ferme, plus tendue sera la poche des eaux ; moindres aussi seront les changements dans les alternatives de systole et de dyastole utérines.

Dans les présentations de la face et du siège, quand le bassin est spacieux, la partie qui se présente joue imparfaitement le rôle de valve, aussi la poche des eaux est large, profonde, elle remplit de bonne heure l'excavation, et s'affaisse lentement dans les intervalles des contractions. Si cette action de valve est absolument nulle, les membranes descendent rapidement au moment de la douleur, et s'affaissent immédiatement après. Si, par suite d'une position transversale du fœtus, d'une malformation pelvienne, d'une obliquité extrême de la matrice, la partie qui se présente ne remplit pas le col, ne s'engage pas dans l'excavation, les membranes prennent une forme allongée très marquée (en forme de boudin, de battant de cloche, de cône, etc., etc.) avant que l'orifice soit largement ouvert et rétrocèdent dans l'intervalle des contractions.

Dans les présentations du sommet, cette action de valve est habituellement parfaitement réalisée. Souvent elle commence à s'exercer plusieurs heures, plusieurs jours avant le travail ainsi que je l'ai constaté maintes fois en portant mon doigt à travers l'orifice sur la poche des eaux quelque peu tendue. Sa forme, en semblables circonstances, pendant la période de la dilatation, dépend de la position de la tête. Dans les occipito-antérieures, la poche des eaux représente le segment d'une sphère dont la portion principale occupe le centre et la partie antérieure du bassin ; dans les occipito-postérieures, sa surface est dirigée en arrière ainsi que l'extrémité céphalique, aussi la portion la plus déclive occupe-t-elle la région moyenne et postérieure du bassin ; dans les positions transversales, son plus grand diamètre est le transverse (ovoïde transversal) et sa portion la plus déclive correspond au centre du bassin ou se trouve un peu déjetée d'un côté. Quand l'orifice utérin a acquis un diamètre de 7 cent. 1/2, la tête commence à descendre avec la poche, elle agit à la manière d'un coin ; bientôt, elle la chasse complètement hors de la cavité utérine, et la maintient tout à fait tendue même dans l'intervalle des contractions. Elle remplit tout l'espace utilisable du bassin, et projette vers la vulve, au moment des contractions, une petite poche ou poche sous-jacente, qui rétrocède après la douleur. La disposition de la poche des eaux, dans l'intervalle des contractions, est parfaitement représentée par la figure si connue de Braüne.

Sans doute, à partir de ce moment, sa forme dépend surtout de la résistance des tissus maternels. Il convient alors d'apprécier l'action de la poche précéphalique, les modifications subies par le périnée, et la situation de la tête. La poche fait peu à peu saillie à l'extérieur, elle persiste entre les douleurs, repousse les fibres antérieures du releveur de l'anus, et la fourchette en bas et en arrière, raccourcit la courbe périnéale et diminue la concavité du plancher pelvien. La tête, ainsi que permet de le constater le toucher rectal, est seulement à 3 ou 4 centimètres en arrière et refoule vers la région coccygienne la portion inférieure du rectum et le releveur de l'anus. Chez les primipares « *jeunes* », les orifices vaginal et vulvaire s'ouvrent ainsi peu à peu, jusqu'à ce que l'occiput s'y engage et franchisse la fourchette. Le dégagement de la tête, qui présente successivement ses plus petits diamètres, s'effectue alors rapidement, précédé par la rupture de la poche des eaux ou par l'affaissement des membranes. Chez les primipares qui ont déjà dépassé le premier quart de la vie menstruelle, les tissus (muscles et fascias) peuvent être fort rigides, et la tête fœtale volumineuse, de telle façon que la poche sous-jacente (sub-pouch) n'exerce pas une action très efficace. Aussi, le périnée peut-il être distendu et aminci en son centre avant que les orifices vaginal et vulvaire soient suffisamment dilatés. Si, dans ces conditions, les dimensions de la tête et la rigidité des tissus sont absolument incompatibles avec la préservation de l'intégrité parfaite des parties molles, l'action de la poche, en tant qu'agent de la dilatation, peut être annulée; cependant elle aura, même dans ce cas, l'avantage de prévenir certaines lésions en s'opposant aux frottements exagérés. On peut, en ces circonstances, essayer de repousser la fourchette en arrière. Mais comme pareille manœuvre est souvent irréalisable dans ces cas de rigidité, sans lésions ou déchirure des tissus, il faut recourir aux méthodes « manuelles ou instrumentales » propres à régler la progression de la tête, pour éviter ou limiter la déchirure.

Il faut également bien se souvenir que les examens nécessaires pour apprécier tous les changements subis par la poche des eaux risquent fort de compromettre son intégrité; on doit donc s'en abstenir, sauf indications spéciales. En réalité, lorsqu'il a constaté que le travail est normal, le médecin doit attendre, pour prendre place auprès du lit de la parturiente, que la tête soit déjà arrivée sur le périnée, ce dont la femme est avertie; ou bien qu'il ait lui-même constaté que les membranes apparaissent à la vulve. Son devoir consiste à s'assurer, le plus tôt possible, que le travail est normal, à tâcher que sa cliente soit tranquille et rassurée, à la faire coucher en temps propice, à défendre les interventions inopportunes de ses amis, et à se confiner lui-même dans une chambre voisine. Il ne *doit jamais* pratiquer des examens pendant les contractions et en être très sobre tant que les membranes ne sont pas descendues jusqu'à la vulve. Si elles se sont rompues avant qu'il en soit ainsi, il doit examiner la femme plus souvent. Mais aussi longtemps qu'elles restent intactes, il convient de ne rien faire, d'attendre que les parties soient dilatées, la tête parfaitement moulée, que tout soit en définitive bien disposé pour une délivrance prompte et dépourvue de tous danger.

En terminant, je rappellerai cette proposition formulée par M. Duncan, il y a environ dix années (jan. 26, 1876) : « Il semble que, dans l'évolution Darwinienne de l'espèce, le crâne ait augmenté en volume plus rapidement que les parties constituantes du canal génital n'ont gagné en dimensions et en extensibilité. Car il est difficile de considérer comme définitive, « comme un arrangement final », une disposition en vertu de laquelle le col de l'utérus se déchire aussi souvent en donnant passage au fœtus ; remarque qui s'applique aussi bien aux déchirures du vagin, de l'orifice vaginal et du périnée. »

Ces conclusions sont bien en harmonie avec la logique de la pratique obstétricale moderne. Mais il m'est impossible de me figurer que ce déplorable état des choses réponde plus à une disposition *intermédiaire* qu'à un arrangement final. Non, *notre* arrangement ne peut être l'arrangement final. Après seize ans d'association avec des médecins, je dois confesser que c'est une honte pour notre profession, de voir la pratique obstétricale réglementée, au nom de la science, sur les souffrances des femmes.

C'est surtout en vue d'un arrangement meilleur et définitif, que j'encourage à étudier le rôle des membranes durant la deuxième période du travail.

Paris. — Typ. A. PARENT, A. DAVY, succ., imp. de la Fac. de méd.
52, rue Madame et rue Corneille, 3.

9 782329 153414